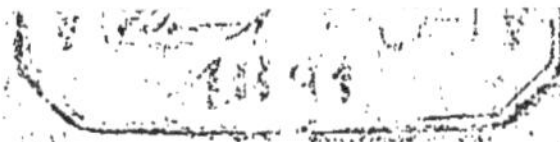

ÉTIOLOGIE

DES

LUXATIONS CONGÉNITALES

DE LA HANCHE

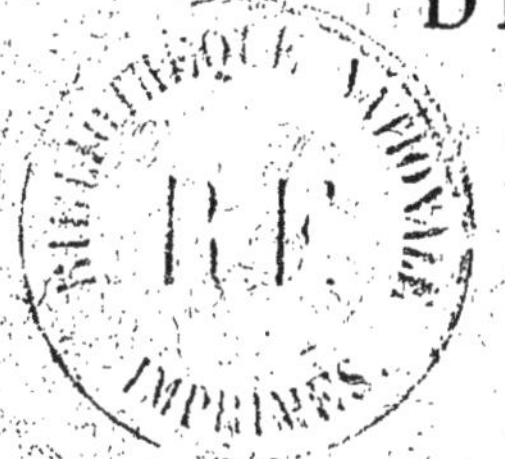

PAR

Le Dr Albert PFENDER

Ancien interne des hôpitaux de Paris
Aide d'anatomie à la Faculté

PARIS

G. STEINHEIL, ÉDITEUR

2, RUE CASIMIR-DELAVIGNE, 2

1890

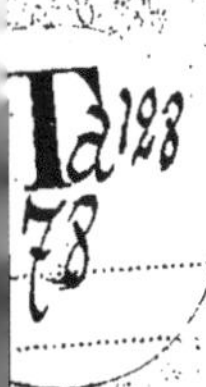

ÉTIOLOGIE

DES

LUXATIONS CONGÉNITALES DE LA HANCHE

IMPRIMERIE LEMALE ET Cie, HAVRE.

ÉTIOLOGIE

DES

LUXATIONS CONGÉNITALES

DE LA HANCHE

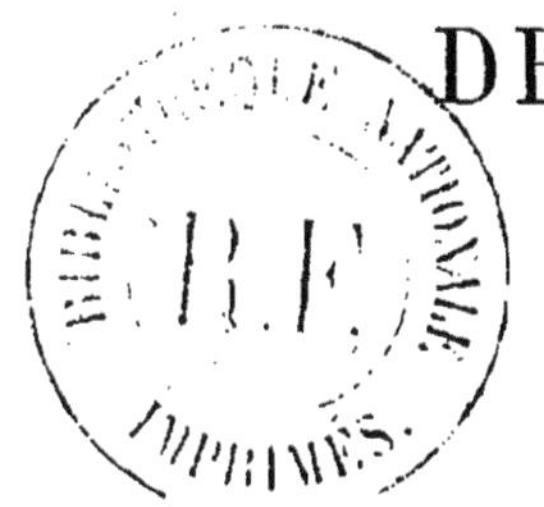

PAR

Le Dr Albert PFENDER

Ancien interne des hôpitaux de Paris
Aide d'anatomie à la Faculté

PARIS

G. STEINHEIL, ÉDITEUR

2, RUE CASIMIR-DELAVIGNE, 2

1890

Connues cliniquement depuis fort longtemps, puisqu'on en trouve des descriptions dans les ouvrages d'Hippocrate, d'Avicenne, d'Ambroise Paré, les luxations congénitales de la hanche n'ont en réalité été mentionnées d'une façon un peu circonstanciée que par *Verduc*, dans son traité de pathologie chirurgicale. L'observation qu'il signale est empruntée à Kerkring, mais il eut le mérite d'en faire une description aussi complète que possible, non seulement au point de vue de la symptomatologie et de la thérapeutique, mais aussi au point de vue de l'anatomie pathologique. L'essor était donné. Tout d'abord les travaux parurent assez lentement. Citons avec M. Rohmer les noms de Chaussier qui, en 1811, donna à ces luxations le nom de spontanées, de Paletta, de Dupuytren et de son élève Caillard-Billionière (Paris, 1828) ; ceux de Lehoux (Paris, 1834), de Sandifort le fils (thèse de Leyde), pour arriver à Duval et Lafond, Humbert et Jacquier (1835), qui sortirent enfin des considérations exclusivement théoriques pour aborder le côté réellement pratique de la question, c'est-à-dire le traitement.

A partir de ce moment les travaux se succédèrent, de plus en plus nombreux. D'un côté les études étiologiques et pathogéniques dans les travaux de Vrolik, 1839; J. Guérin, 1841; Parise, 1842; Verneuil, 1866. D'un autre côté les observations thérapeutiques à côté desquelles il faut signaler avant tout, le nom de Pravaz, qui, en 1847, fait paraître son grand traité théorique et pratique des luxations congénitales du fémur, dans lequel il rassemble tous les faits connus, les analyse et en déduit une thérapeutique rationnelle basée sur les connaissances anatomo-pathologiques et l'observation clinique.

Notre but n'est point de faire ici une énumération des nombreux travaux qui jusqu'à ces derniers temps ont traité de la question. L'aperçu bibliographique que nous donnons à la fin de ce travail montre combien les chirurgiens sont entraînés dans cette nouvelle voie; les observations se succèdent de mois en mois, surtout à l'étranger. La plupart d'entre elles, et nous en avons lu et fait traduire un grand nombre, sont exclusivement consacrées aux procédés opératoires. Nous aurons l'occasion d'y revenir à plusieurs reprises, bien que ce point particulier ne doive pas faire l'objet principal de notre thèse inaugurale. Le temps nous a manqué pour compléter ce travail commencé depuis plusieurs années, et nous sommes obligé de nous restreindre à certaines considérations que nous croyons pouvoir tirer des observations que nous avons prises.

Toutefois, avant d'entrer dans notre sujet, qu'il nous soit permis d'exprimer notre gratitude et nos remerciements à tous les maîtres qui nous ont suivi, aidé, protégé dans le cours de nos études.

A nos premiers maîtres de l'école de Besançon où nous avons passé un an.

A la mémoire de notre regretté maître, le professeur Trélat (Necker. Stage, 1883. Externat, 1884. —Charité. Internat, 1890).

A M. le professeur Hardy (Charité. Externat, 1885).

A nos maîtres :

M. Pozzi. M. Campenon. M. Bazy. M. Picqué (Hôpital Pascal. Provisoriat, 1886).

M. Peyrot. M. G. Marchant. M. Richelot (Bicêtre-Tenon. Internat, 1887).

M. de Saint-Germain (Enfants-Malades. Internat, 1888. Monitorat de trachéotomie, 1889).

M. Berger. M. G. Marchant. M. Jalaguier (Lariboisière. Internat, 1889).

M. Campenon (Necker. Internat, 1890).

A MM. Segond, Routier, Armand Siredey, Walther.

Nous adressons enfin nos remerciements à M. le professeur Duplay pour l'honneur qu'il nous fait en acceptant la présidence de notre thèse.

OBSERVATIONS PERSONNELLES

OBSERVATION I. — *Luxation congénitale double.* (Enfants Malades. Consult. externe.)

Jeanne Sanc..., 8 ans. Parents se portent bien. Deux frère et sœur en bonne santé. Un cousin, aujourd'hui âgé de 60 ans, se balancerait depuis son enfance. Une tante boiteuse ? Pendant sa grossesse en 1880, la mère a fait 4 chutes sans conséquences pour l'accouchement qui s'est fait normalement.

Jeanne a eu une rougeole avec complication de coqueluche et de broncho-pneumonie à l'âge de 3 ans. Ne semble pas avoir eu de paralysie infantile.

On s'est aperçu qu'elle boitait quand elle a commencé à marcher à l'âge de 2 ans.

Symptômes classiques d'une luxation congénitale double. Troubles fonctionnels assez accentués. La petite malade marche difficilement. Sa double luxation s'accompagne d'un double genu valgum.

Têtes des fémurs dans les fosses iliaques externes. Déplacement irréductible. Têtes régulières. La plupart des mouvements sont conservés sauf l'abduction qui est excessivement limitée.

Du côté droit la tête des fémurs est plus élevée de sorte que le membre de ce côté est plus court.

Pseudarthrose commençante, surtout à gauche où l'on perçoit des craquements dans certains mouvements, notamment dans ceux d'abduction.

Pas d'atrophie des fessiers. Contraction énergique des adducteurs pendant l'exploration d'ailleurs aucunement douloureuse.

Pas de troubles de sensibilité.

Pas de phénomènes inflammatoires dans l'articulation.

Bon état général actuellement.

Observation II. — *Luxation double*. (Enfants-Malades, 1888. Consult. externe.)

Marie Alb..., 6 ans. Une sœur a eu une luxation ou une coxalgie. Morte à 12 ans. Deux frère et sœur indemnes. Cousine serait tombée étant enfant et aurait eu une luxation qui la fait boiter depuis ce temps.

La mère a eu une grossesse normale. Toutefois elle a fait deux chutes pendant ce temps.

L'enfant a fait une rougeole à l'âge de deux ans. Pas d'autres antécédents. Aucun signe de paralysie infantile. Double luxation congénitale a débuté à l'âge de 20 mois, au moment où la fillette a commencé à marcher. Symptômes classiques.

Observation III. — *Luxation gauche*. (Enfants-Malades, 1888. Consultation externe.)

Jeanne Adel..., 5 ans. Antécédents héréditaires sans importance.

Grossesse normale de la mère. Aucun accident pendant ce temps.

Jeanne est venue au monde 3 semaines avant le terme. Rougeole bénigne à 4 ans.

Luxation congénitale gauche classique, s'est révélée en même temps que les premiers pas.

Irréductible. Mouvements difficiles.

Atrophie musculaire de tout le membre.

Cuisse g.....	23 c.	Cuisse dr.....	25 c.
Mollet g.....	21	Mollet dr.....	22

Atrophie considérable des fessiers. Santé générale peu satisfaisante, l'enfant est maigre et chétive.

Observations IV et V. — *Luxation droite. Luxation gauche.* (Enfants-Malades, 1888. Consultation externe.)

Bes..., Jeanne et Hélène. Jeanne a 3 ans 1/2, Hélène a 7 ans 1/2.

Pas d'antécédents héréditaires saillants.

Grossesses de la mère ont été normales et se sont passées sans accidents.

Jeanne et Hélène sont ses seules enfants. L'aînée est venue à 7 mois, mais les accouchements se sont faits très facilement.

Toutes deux ont boité au moment où elles ont commencé à marcher. On ne s'est pas préoccupé du vice de la première, jusqu'à ce que la seconde ait commencé à se déhancher.

Signes classiques. Hélène a une luxation droite déjà irréductible, accompagnée d'atrophie des fessiers.

Jeanne a une luxation gauche.

Toutes deux semblent se bien porter.

Elles n'ont jamais été malades.

Observation VI. — *Luxation double* (Enfants-Malades, 1888. Consultation externe.)

Coquel..., Lucie, 5 ans.

Peu de renseignements sur son histoire héréditaire. Elle est amenée par une voisine et il nous a été impossible de retrouver ses parents.

Nous savons que la mère a eu un accouchement difficile. On a dû opérer une version laborieuse.

L'enfant a été extrêmement chétive pendant les trois premières années. Aujourd'hui son état général est encore très peu satisfaisant.

Atrophie très marquée des deux membres inférieurs et en particulier des régions fessières.

Stigmates nombreux de strume.

Observation VII. — *Luxation double.* (Cons. Bureau central. Orthopédie, 1888.)

Boiss..., Germaine, 5 ans. Bonne santé. L'enfant marche bien tout en se déhanchant considérablement.

Début, comme dans les observations précédentes, au moment de la marche. Pas de paralysie infantile appréciable, et la mère affirme avoir soigneusement observé l'enfant depuis sa naissance.

Elle est fille unique et seule enfant. La mère a eu une grossesse et un accouchement faciles. Mais elle est tombée dans une cave au 5e mois de sa gestation.

Autant qu'il nous a été possible de fouiller dans les antécédents héréditaires, nous n'avons pu trouver de stigmates permettant d'expliquer l'apparition de la malformation chez cette enfant.

Signes ordinaires. Les deux membres ont conservé le même volume. Aucune atrophie musculaire.

Observation VIII. — *Luxation gauche.* (Enfants-Malades. Salle Bilgrain, n° 15, 1888.)

Franc..., Charlotte, 4 ans. L'enfant est orpheline. Une voisine que nous avons fait venir et qui connaît un peu sa famille, nous dit qu'elle n'y a jamais connu de boiteuses.

Début au moment de la marche. Amaigrissement considérable

du membre gauche, qui en même temps a perdu en grande partie sa sensibilité.

Mauvais état général. L'enfant est dans le service des chroniques où elle a été admise par charité.

Rien de particulier à signaler dans les symptômes qui sont ceux de toutes les luxations.

Observation IX. — *Luxation double.* (Consult. d'orthopédie de l'Hôtel-Dieu. Juillet 1888.)

Bretag..., Florentine, 9 ans. Pas d'antécédents héréditaires appréciables. Grossesse et accouchement faciles. Frères et sœurs bien portants. Elle-même présente des apparences d'une santé assez florissante. Début à 18 mois, en même temps que la marche.

A 2 ans. Scoliose pour laquelle elle porte un corset pendant 4 ans.

Aujourd'hui sa scoliose s'est corrigée, mais les fémurs sont complètement enclavés dans les fosses iliaques.

La pseudarthrose droite est très douloureuse à la pression. Depuis plusieurs semaines l'enfant peut à peine marcher ; tous les mouvements sont douloureux. Léger degré de flexion de la cuisse sur le bassin.

Observation X. — *Luxation double.* (Cons. orthop. Hôtel-Dieu, 1888.)

Fort..., Alice, 2 ans. Commence à marcher et boite. La mère est tombée dans un escalier au 7e mois de sa gestation.

Depuis sa naissance l'enfant se porte bien. Aucune maladie. Pas de paralysie infantile appréciable. Symptômes ordinaires de la luxation. Les fémurs sont facilement réductibles, mais le déplacement se produit aussitôt qu'on cesse la traction sur les membres inférieurs.

Pas d'atrophie des fessiers. L'enfant est grasse et l'exploration de la cavité cotyloïde absolument impossible. Toutefois, avec notre maître, nous avons pu constater que la tête du fémur ne rentre pas dans une cavité, comme on en éprouve la sensation dans ces sortes de luxations, jeunes encore.

OBSERVATIONS XI et XII. — *Deux cas de luxation double.*

X..., Germaine et Suzanne habitent une grande ville du bord de la Méditerranée.

Germaine a 6 ans, Suzanne en a 4. Toutes deux sont porteuses d'une luxation congénitale double.

Elles boitent depuis qu'elles marchent. Traitées d'abord pour des coxalgies, on a fait appeler de Paris un chirurgien qui a diagnostiqué leur affection.

Les parents jouissent d'une excellente santé. Aucune tare, aucun boiteux dans la famille. Grossesses de la mère faciles, sans accidents. Les deux fillettes ont un frère âgé de 5 ans venu au monde entre les deux, qui se porte très bien, et ne boite pas.

Les déplacements sont difficilement réductibles, et la correction légère obtenue par une traction raisonnée, cesse aussitôt qu'on abandonne les membres à eux-mêmes.

Excellente santé. Aucune atrophie. Aucun antécédent morbide.

OBSERVATION XIII. — *Luxation droite.*

Alm..., Angèle, 20 ans. Demeure à Paris, chez ses parents et n'exerce pas de profession.

Luxation droite en haut et en arrière avec ses symptômes classiques.

La tête du fémur est fixée dans la fosse iliaque. Léger raccourcissement du membre corrigé par un soulier spécial.

La jeune fille boite à peine. Le début de sa claudication date de l'âge de 20 mois, époque à laquelle elle a commencé à marcher. Pas de coxalgie.

Elle n'a d'ailleurs jamais été malade.

Depuis l'âge de 6 ans jusqu'à l'âge de 16 ans elle a porté une ceinture moulée sur le bassin. Depuis ce temps elle a surtout appris à marcher, et lorsqu'elle s'observe on a presque peine à s'apercevoir de son déhanchement.

Aucune atrophie musculaire.

Les antécédents sont de peu de valeur. Sa famille jouit d'une bonne santé. Elle n'a pas eu d'autres frères ou sœurs. La grossesse de la mère a été facile, mais l'accouchement laborieux. L'enfant se serait présenté par le siège et on aurait dû employer le forceps ?

Observation XIV. — *Luxation droite.* (Salle de Chaumont. Enfants-Malades, 1888.)

Mois..., Amélie, 20 mois. Entre dans le service de M. Simon pour une bronchite légère, n'a pas encore commencé à marcher, mais on a découvert par hasard que la tête de son fémur droit est subluxée en arrière et en haut.

Jusqu'alors l'enfant n'a pas été malade.

Le 10 décembre elle contracte la rougeole. On la transporte dans le service d'isolement où elle succombe le 12 décembre.

Le 13 décembre l'autopsie nous montre un fémur sortant facilement de la cavité cotyloïde, pour s'arrêter sur le rebord supérieur du bourrelet.

Les surfaces osseuses sont absolument normales ; la tête du fémur est ronde, le cotyle présente sa conformation ordinaire. Un seul point est à noter, c'est une atrophie extrême du muscle grand fessier.

Les autres muscles présentent leur volume et leur coloration ordinaires.

Observation XV. — *Luxation droite.* (Salle Bouvier. Consultation. Enfants-Malades, 1888.)

Pri..., Jeanne, 7 ans. Antécédents héréditaires peu connus. La mère que nous avons longuement interrogée n'a qu'un souvenir très vague de l'état de santé de ses ascendants ou ses collatéraux.

Son grand-père aurait eu, depuis son jeune âge, la fesse fortement saillante et aurait toujours boité.

Elle-même se porte bien. Elle n'a eu que cette enfant. Sa grossesse et son accouchement se sont bien passés.

L'enfant est misérable. Elle a été malade depuis sa naissance. Entérite chronique. Paralysie infantile à 6 mois. Pendant plusieurs mois à l'âge de 3 ans, elle avait une telle faiblesse de la colonne vertébrale que sa mère était obligée de l'attacher à sa chaise pour lui permettre de rester assise.

Luxation droite classique.

Muscles fessiers mous et flasques. Atrophie de tout le membre inférieur. Diminution de la sensibilité dans toute cette région.

L'enfant ne peut se tenir debout sans être soutenue.

Observation XVI. — *Luxation double.* (Consult. ext. Enfants-Malades, 1888.)

Valat..., Émilie, 4 ans. Pas de tare dans la famille. Pas de boiteux ou de difformes. Pas d'accident pendant la grossesse. Accouchement normal.

L'enfant ne semble pas avoir eu de paralysie infantile. Elle a commencé à marcher à 14 mois, sans boiter.

A l'âge de 18 mois, bronchite intense. Convulsions. Et c'est à partir de ce moment que la claudication a apparu.

Symptômes ordinaires de la luxation.

Observation XVII. — *Luxation double.* (Cons. d'orth. Hôtel-Dieu, 1888.)

Bet..., Marie, 4 ans.

Évolution absolument normale de la luxation. Début avec la marche. Aucun antécédent personnel.

Antécédents héréditaires peu connus. L'enfant n'est pas revenu à la consultation comme nous le lui avions demandé.

Nous ne notons cette observation que pour l'amélioration considérable de la claudication par le port de l'appareil.

Observation XVIII. — *Luxation gauche.* (Cons. orthop. Hôtel-Dieu, 1888.)

Paill..., Félicie, 2 ans. Évolution simple de sa lésion. Aucun antécédent morbide.

L'enfant marche depuis 4 mois et boite. Sa mère, pensant que la claudication se corrigerait, n'y a pas porté autrement attention.

Aujourd'hui elle vient nous demander un conseil.

Aucune atrophie musculaire appréciable : l'enfant se porte très bien. Rien à noter dans les antécédents héréditaires.

Observation XIX. — *Luxation gauche.* (Salle Bilgrain, n° 28. Enfants-Malades. Service de M. Simon, 1888.)

Carri..., Marie, 8 ans. L'enfant a boité depuis qu'elle a commencé à marcher jusqu'à l'âge de 3 ans 1/2. A cette époque elle tombe et ne peut plus se relever. Depuis ce jour elle éprouve des alternatives d'amélioration et d'aggravation — éprouvant une grande gêne, — parfois des douleurs aiguës dans la marche ou dans les chocs sur l'articulation.

Au mois de mai 1888, elle fut prise de nouveaux phénomènes extrêmement douloureux dans la hanche, et entre à l'hôpital le 8 mai.

Luxation du fémur gauche dont la tête occupe la fosse iliaque. Atrophie de tout le membre.

Cuisse droite.....	27 1/2	Cuisse gauche.....	24 1/2.
Jambe droite.....	23	Jambe gauche.....	21.

Symptômes ordinaires de la luxation. Mais en outre le fémur est complètement irréductible, et la pression ou les mouvements en sont très douloureux.

Phénomènes inflammatoires évidents de la pseudarthrose.

Nous avons revu l'enfant quelques mois après ; les accidents douloureux avaient disparu et elle pouvait marcher en boitant comme toutes nos luxées.

Rien dans son histoire n'explique l'apparition de sa luxation congénitale ; aucune maladie.

Aucun antécédent héréditaire. Ceux-ci, il est vrai, ont une fois de plus été incomplets. Il nous a été impossible d'obtenir de la part de la mère des connaissances exactes sur ses parents et ses collatéraux.

Observation XX. — *Luxation double.*

N..., Marguerite, 5 ans 1/2. Bons antécédents héréditaires. Aucune tare, aucune malformation chez les collatéraux ou les ascendants.

La mère se porte bien et élève son enfant avec beaucoup de soins.

A l'âge de 12 mois, la fillette que ses parents avaient emmenée à la Havane contracte une fièvre (tropicale ?) dont elle guérit.

A 3 ans 1/2. Lors d'un voyage dans les pays chauds, elle prend la coqueluche, mais n'est plus atteinte par les fièvres.

Elle boitait déjà à ce moment. Sa claudication d'ailleurs date

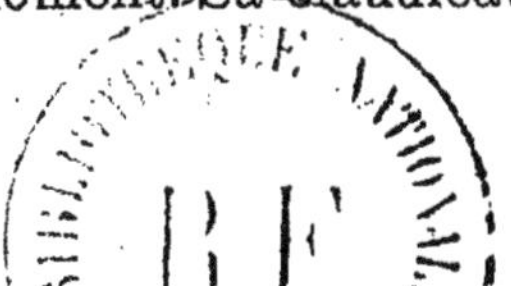

du début de la marche. Toutefois au lieu de s'affirmer complètement dès le commencement, elle a été progressive et ce n'est qu'au bout de 6 à 8 mois qu'elle a pris la marche caractéristique des luxées.

Aujourd'hui ses têtes fémorales occupent les fosses iliaques. Les muscles ne présentent pas d'atrophie marquée, mais l'enfant tombe à tout moment lorsqu'elle veut marcher, et se fatigue rapidement dans la station debout.

Sa santé est à peu près bonne sans être vigoureuse, et elle ne présente rien de particulier à signaler.

Observations XXI et XXII. — *Deux cas de luxation double.*

Mme M..., il y a 19 ans, atteinte d'une luxation congénitale double, consulte un chirurgien pour lui demander si sa malformation ne contre-indiquait par son mariage.

Les antécédents de Mme M.., alors jeune fille, nous sont inconnus. Tout ce que nous savons c'est qu'elle jouissait d'une excellente santé, et qu'avec l'autorisation du chirurgien elle se maria.

Elle devint enceinte. Sa grossesse fut facile, ainsi que son accouchement et elle mit au monde une fillette fort bien portante qu'on montra au médecin, qui constata une parfaite conformation.

A peine l'enfant eut-elle commencé à marcher qu'elle se mit à boiter. Elle était atteinte d'une luxation double bien évidente.

Ceinture moulée, renouvelée tous les six mois pendant la croissance, corrigeant parfaitement la marche. Aujourd'hui la jeune fille, âgée de 18 ans, porte encore son appareil mais ne boite en aucune façon, peut supporter de longues promenades sans se fatiguer et danse très bien.

Ses fémurs ont élu domicile dans la fosse iliaque d'où on ne peut plus les sortir. La jeune fille jouit d'une excellente santé, mais boite dès qu'elle supprime son appareil.

Observation XXIII. — *Luxation double.*

S..., Jean, 2 ans. Père alcoolique, aurait eu les jambes faibles dans sa jeunesse.

Mère forte, bien portante, aucun accident pendant la grossesse ou l'accouchement.

Une sœur aînée de Jean se porte bien.

Lui-même est gros et vigoureux pour son âge. Il marche depuis 4 mois et boite à partir de ce moment. Il n'a jamais été malade d'ailleurs.

Luxation double classique. Ceinture moulée. Nous avons revu l'enfant il y a quelques mois. Il se déhanche autant qu'au premier jour; il est d'assez méchant caractère et ne veut pas supporter son appareil.

Observation XXIV. — *Luxation droite.* (Cons. ext. Hôp. Enfants-Malades, 1888.)

Thib..., Louise, 4 ans, n'a pas boité depuis ses premiers pas.

L'année dernière est prise de fièvre? et soignée à l'hôpital Trousseau.

Elle en sort au bout d'un mois et boite.

Aujourd'hui luxation complète droite. Un peu d'atrophie musculaire, mais pas d'autres phénomènes paralytiques.

Observation XXV. — *Luxation gauche.* (Cons. ext. Hôp. Enfants-Malades, 1888.)

Laup..., Marie-Louise, 7 ans. Pas d'antécédents héréditaires morbides. Parents en bonne santé. Un frère âgé de 10 ans. Sans vice de conformation.

Pendant qu'elle était enceinte, la mère est tombée au 8e mois.

Accouchement normal.

L'enfant a été mise en nourrice, de sorte que son histoire est incomplètement connue.

Scarlatine ? il y a quelques mois. Ne semble pas avoir eu de paralysie infantile.

Luxation gauche, facilement réductible. Atrophie des muscles fessiers.

Observation XXVI. — *Luxation double.* — (Cons. orth. Hôtel-Dieu, 1888.)

Guilb..., Denise, 2 ans 1/2. La mère est tombée deux fois pendant sa grossesse. Accouchement normal. L'enfant boite depuis qu'elle marche. Elle n'a jamais été malade et ne semble pas avoir eu de paralysie infantile.

Antécédents héréditaires peu nets. Les parents se portent bien, mais il nous est impossible de savoir si les collatéraux n'ont pas de tare.

Symptômes ordinaires de toute luxation. Pas de paralysie. L'enfant jouit en apparence d'une très bonne santé.

Observation XXVII. — *Luxation droite.* (Cons. ext. Hôp. Enfants-Malades, 1888.)

Ragu..., Marguerite, 4 ans. Pas d'accidents pendant la grossesse. Mais la mère portait chaque jour, et cela jusqu'aux derniers temps de la gestation, un panier très lourd sur la hanche droite.

Hérédité ? En tout cas il n'y a pas de boiteux ou de difformes dans la famille. Rien dans le passé de l'enfant ne peut justifier sa luxation. Elle n'a jamais été malade.

Évolution classique. Claudication au moment de la marche. Pas d'atrophie musculaire.

Observation XXVIII. — *Luxation double.* (Enfants-Malades, 1888.)

Gir..., Marie, 9 ans. Pas de boiteux dans la famille. Pas d'accidents de grossesse.

Début en même temps que la marche. Évolution ordinaire sans apparence de paralysie infantile.

Assez mauvais état général. Stigmates nombreux de tuberculose locale.

Observation XXIX. — *Luxation gauche.* (Consultations Enfants-Malades, 1888.)

Grand-père, mort épileptique. Grand'mère, vit bien portante.

I° Fille, morte phthisique A eu 4 enfants mort-nés.

II° *Père*, bien portant.

Grands parents, vivent bien portants.

I° Fille, poitrinaire.

II° *Mère*, bien portante.

I° Garçon. — Mort à 2 ans. Rougeole.

II° *Alphonsine.* — 4 ans. Luxation gauche. Pas d'autres lésions congénitales. Chétive de santé.

III° Fille, se porte bien.

Observation XXX. — *Luxation double.* (Consultations. Orthopédie, Hôtel-Dieu, 1888.)

Frères et sœurs, bien portants.

Père, bien portant.

Bisaïeul (?)

Bisaïeule, morte phtisique.

I° Fils, a eu une fille porteuse d'une luxation congénitale.

II° *Grand-père*, bien portant.

I° Fille, coxalgie, morte à 12 ans.

II° *Mère*, bien portante.

I° Garçon. — 9 ans, bien portant.

II° *All...*, *Marie.* — 6 ans 1/2. Luxation congénitale double. Vient d'avoir une pneumonie ? de longue durée.

III° Garçon. — 2 ans 1/2, bien portant.

Observation XXXI. — *Luxation gauche.* (Enfants-Malades, 1888.)

Grands parents, morts tous deux phtisiques.

Père. — Fils unique, mort phtisique jeune.

Grand-père, 65 ans, bien portant.

Grand'mère, morte de la fièvre jaune, 4 enfants bien portants.

Mère, bien portante.

I° *B...*, *Louise*, 10 ans et demi. Luxation du fémur gauche depuis qu'elle a commencé à marcher. Bronchites répétées à 18 mois. Fièvre typhoïde à 8 ans. Aujourd'hui dans le service de M. Ollivier aux Enfants, pour lésions tuberculeuses avérées des sommets.

II° Fille morte à l'âge de deux ans et demi d'une affection pulmonaire.

La mère raconte qu'elle boitait comme sa sœur.

Observation XXXII. — *Luxation double.*

Grands parents (?)

Grand-père, mort âgé.

Grand-mère, luxation congénitale, une sœur morte phtisique.

Frères et sœurs (?). *Père*, bien portant.

Mère, enfant unique, bien portante.

I° *B...*, *Jeanne*. — 5 ans. Luxation congénitale double.

II° *B...*, *Marie*. — 3 ans. Luxation congénitale double.

Observation XXXIII. — *Luxation double.* (Consultation. Enfants-Malades, 1888.)

Bisaïeule, vit bien portante.

I° Fille, morte phtisique. Sans enfants.

II° Fille, morte phtisique. Famille tuberculeuse.

III° *Grand'mère*, bien portante. 3 enfants morts en bas âge.

Grands parents, vivent en bonne santé.

Père, bien portant.

Mère, bien portante.

I° Fille. — 3 ans, bien portante.

II° *Fille*. — 18 mois. Luxation double. Bien portante. Pas d'autres lésions congénitales.

Observation XXXIV. — *Luxation double.* (Consultations. Hôpital Enfants-Malades, 1888.)

Grand-père, mort paralysé.

Grand'mère, vit bien portante.

7 enfants : 3 morts du croup; 1 mort phtisique, à 23 ans 1/2; 1 mort phtisique, à 25 ans 1/2.

Père, semble bien portant, mais tousse un peu continuellement.

Grand-père, mort alcoolique.

Grand'mère (?)

2 enfants : 1 fille, morte de fièvre typhoïde, à 14 ans.

Mère, santé faible.

I° Sœur. — 4 ans, bien portante.

II° *I...*, *Gabrielle.* — 21 mois. Luxation double. Bonne santé. Pas d'autres lésions congénitales.

Observation XXXV. — *Luxation double.* (Consultations. Enfants-Malades, 1888.)

Antécédents (?)

Père, bien portant.

Bisaïeul (?)

Bisaïeule, boitant depuis sa naissance, morte d'une maladie de poitrine de longue durée.

Grand-père, bien portant.

Grand'mère, bien portante.

Garçon, mort violemment.

Fille, boite de naissance.

Fille, boite de naissance, chétive comme sa sœur.

Mère (3e enfant), bien portante.

I° *Fille.* — 8 ans, bien portante. Luxation congénitale double.

II° Garçon. — 4 ans, bien portant.

Observation XXXVI. — *Luxation double.* (Observée à la campagne.)

Bisaïeuls (?)
Fils, tuberculeux.
Fille, morte tuberculeuse, à 22 ans.
Fille, morte tuberculeuse, à 23 ans.
Enfant (?)
Fille, bossue, morte tuberleuse, à 38 ans.
Grand'mère, 83 ans. Grand-père, âgé.
Fils, bien portant.
Fille, bien portante.
Père, goutteux, rachitique.

Grand-père, 80 ans.
Grand'mère, 78 ans.
2 garçons, bien portants.
Mère, bien portante.

I° Garçon. — 16 ans. Strumeux, a eu 3 hydarthroses du genou, sans cause avérée.
II° *Fille.* — 14 ans. Rachitique. Luxation double.

Observation XXXVII. — *Luxation droite.* (Salle Giraldès, n° 42. Hôpital Enfants-Malades.)

Grands parents vivent.
Grand-père, aliéné.
4 enfants bien portants.
Père (3e enfant), se porte bien.

Grands parents bien portants.
Fille, 32 ans, bien portante.
Mère, luxation congénitale du fémur droit.

Deux enfants morts en venant au monde.
V..., Louis. — 6 ans. Coxalgie. Couché à la salle Giraldès, n° 42.
V..., Marie. — 2 ans et demi. Luxation double.

ÉTIOLOGIE

Si puissante que soit la tendance à la régulière transmission des caractères des parents à leurs descendants, si frappante que soit l'hérédité dans les grands types organiques ou dans les caractères physiologiques, la transmission des anomalies se fait le plus souvent d'une façon plus obscure. Dans la chaîne infiniment longue des générations, les classes se succèdent et sont bien rarement troublées par d'importantes perturbations. Les genres, les espèces mêmes se reproduisent dans leurs descendants avec une suffisante régularité. Parfois un violent écart surgit : c'est une monstruosité. Comment est-elle survenue ? On essaie quelquefois de l'expliquer : souvent on est arrêté et obligé de se contenter d'hypothèses. Et si l'on étudie alors attentivement l'histoire du monde vivant, on découvre vite, comme le dit M. Letourneau, qu'en fait la fixité est seulement apparente, qu'elle se résume en une variabilité lente et constante, ayant pour résultat dernier le perfectionnement ou la décadence des types soi-disant fixés.

Il en est de même dans le domaine médical, et certainement un des grands progrès de la science est de savoir maintenant chercher dans le passé des individus, dans l'histoire de leurs ascendants les motifs des altérations qu'ils présentent. Mais ici aussi on se heurte à des difficultés souvent insurmontables. Pour les affections nerveuses, pour la tuberculose, les stigmates de dégénérescence ont été bien étudiés et sont connus en grande partie. Il n'en est pas de même pour d'autres affections et en particulier pour les vices de conformation congéniaux. Nous nous trouvons en présence d'une monstruosité, analogue à celles qui viennent troubler la régularité de la succession des genres et des espèces. Nous verrons dans un instant combien, depuis longtemps, on a cherché les motifs de ces écarts dans la transmission héréditaire des caractères des individus. Si nous avons insisté sur ces quelques détails de l'hérédité en général, c'est parce que dans le cas particulier qui nous intéresse ici, dans les luxations congénitales de la hanche, on a fait jouer à l'hérédité un rôle important. Elle est notée dans tous les ouvrages, et dans beaucoup elle est en tête du chapitre étiologique.

Pendant notre année d'internat aux Enfants-Malades, nous avons interrogé les parents de tous les enfants qui présentaient une déformation quelconque congénitale. Interrogatoire superficiel, surtout à la consultation externe où les malades sont très nombreux, ne sont jamais amenés par leurs parents, de telle sorte que l'on peut tout au plus connaître leurs antécédents immédiats. Nous n'avons trouvé que fort peu de faits où l'un des ascendants était porteur d'une lésion identique à celle que présentait l'enfant.

Loin de conclure de là, que la luxation de la hanche n'est pas héréditaire, nous avons cherché si cette affection, lorsqu'elle est congénitale, si tant est qu'il en existe à la naissance, ne peut pas résulter d'une autre cause originelle. Laissant pour le moment de côté l'étude du mécanisme qui préside à sa production, nous avons dressé des tableaux de famille, autant que c'est possible à l'hôpital, où les malades se souviennent fort peu de leurs parents et surtout de leurs collatéraux qu'ils perdent de vue ou qu'ils oublient. Nous en publions les plus intéressants et nous essaierons d'en tirer des conclusions, si petit qu'en soit le nombre.

On attribue à maintes causes le développement des luxations congénitales de la hanche, comme d'ailleurs de tous les vices de conformation articulaires. Avant de les énumérer, il convient toutefois de s'entendre sur l'épithète attribuée à ces luxations. L'expression « congénitale » implique une affection que l'enfant porte au jour de sa naissance. Un écueil se présente pour les lésions de la hanche qui ne se révèlent souvent qu'au moment des premiers pas, c'est-à-dire après la première année. Dans cet intervalle, si court qu'il soit, il peut survenir des maladies intercurrentes, la paralysie infantile pour ne citer que l'une des plus importantes, qui aboutit souvent à une atrophie musculaire entraînant elle-même à sa suite un changement de rapport entre les os qui composent l'articulation.

La congénialité change alors complètement de sens : on pourrait l'invoquer pour l'affection nerveuse, mais elle ne joue aucun rôle dans le vice de conformation proprement dit. La luxation est pour ainsi dire acquise. De là à émettre l'opinion que toutes les luxations sont paralytiques, il n'y a qu'un pas. Nous reviendrons ultérieurement sur la théorie de M. le professeur Verneuil qui est le grand défenseur de la luxation paralytique. Laissant pour le moment de côté le mécanisme de l'affection, nous comprendrons dans cette étude toutes les luxations qui, en somme, forment un même groupe clinique : nous voulons parler de celles qui apparaissent au début de la marche.

L'expression d'infantiles ne peut leur être attribuée car nous ne parlerons point des faits qui se sont développés chez des enfants âgés de plus de 2 ans, comme chez le garçon de 7 ans rapporté par Pravaz, comme dans les observations de MM. Verneuil et Reclus, comme nous en relatons nous-même un fait. Nous leur gardons leur dénomination de congénitale, laissant pour le moment au mot son acception la plus large.

On présenterait en vain les preuves les plus puissantes à justifier le développement d'une luxation congénitale, sa pathogénie restera toujours obscure tant qu'on n'aura pas découvert la cause de son apparition presque exclusive chez les filles. On sait, en effet, que le sexe féminin est tout particulièrement prédisposé à ce vice de conformation.

Rappelons les statistiques de :

Brachmann,	qui sur	77	faits trouve	10 g.,	67 filles.
Krönlein,	—	90	—	14	76 filles.
Pravaz,	—	107	—	11	96 filles.

Nous-même dans nos 37 observations, n'avons à noter qu'un seul garçon.

Les preuves invoquées en faveur de cette fréquence plus grande chez la femme sont fondées sur diverses bases.

Pour les uns, l'ampleur moindre des cavités cotyloïdes chez la femme jouerait le rôle prépondérant.

Un physiologiste étranger a cherché dans la descente du testicule l'immunité relative des garçons. Il prétend qu'à cette période de son développement, le fœtus défléchit légèrement ses articulations coxo-fémorales pour éviter la douleur provoquée par la compression du testicule entre les cuisses et la fosse iliaque. De cette façon, la pression continue exercée par la tête fémorale sur la partie supérieure et postérieure de la cavité cotyloïde diminue, si peu que ce soit, et c'est une chance de moins pour que la luxation se produise. D'ailleurs, par cela même, le fœtus échapperait aux traumatismes produits pendant la grossesse et que Dupuytren, entre autres, invoquait dans la plupart des cas de luxations congénitales de la hanche, théorie sur laquelle nous aurons l'occasion de revenir.

Pour Pravaz, la fréquence plus grande chez la femme pourrait s'expliquer par ce fait constaté par Meckel, que le nombre des anomalies de l'organisation est plus grand d'une manière générale dans le sexe féminin, le fœtus offrant dans les premiers temps de son développement, époque à laquelle se produisent les déviations de la forme, les caractères qui appartiennent à ce sexe.

Enfin, d'après certains anthropologistes, la femme a une tendance plus marquée que l'homme à reproduire les types antérieurs. Théorie fort séduisante, si les ascendants présentaient toujours une luxation congénitale, ce qui est rare, nous le répétons.

Les lois de l'hérédité sont donc ici une fois de plus inconnues jusqu'à présent.

Avant de voir si nos observations peuvent nous donner une notion nouvelle à ce sujet, nous allons passer en revue sans trop insister sur chacune d'elles, les diverses façons dont on a cherché à expliquer le mécanisme qui préside à la production de la lésion.

Nous ne nous arrêterons pas sur le vice primordial dans l'organisation des germes (Paletta, Dupuytren, Gerdy), ou sur l'arrêt de développement, opinion déjà ancienne, reprise par Breschet et défendue aussi par Delpech, pour expliquer le déplacement simultané des deux fémurs, l'apparence de santé parfaite dont jouissent les malades au moment de leur naissance, et l'absence complète de tout symptôme de maladie antérieure ou actuelle, tant autour de la tête du fémur que dans la cavité cotyloïde. Nous savons que, tout au moins dans beaucoup de cas, les autopsies ou les opérations n'ont permis de constater rien de semblable. Dans le plus grand nombre des observations étrangères que nous avons lues, les surfaces osseuses étaient normales, du moins chez les jeunes enfants, alors qu'elles n'avaient pas encore eu le temps de se déformer ou de s'altérer dans leurs nouveaux rapports. Au point de vue pathogénique, l'intervention opératoire qui tend de plus en plus à s'affirmer pour la correction des luxations congénitales de la hanche, sera d'un précieux secours. Les rares autopsies d'autrefois ne pouvaient que très peu aider la science dans ses recherches à ce point de vue. Pendant un an, nous nous sommes mis au guet de tous les petits malades qui succombaient dans les services d'isolement à l'hôpital, et nous sommes certain que notre fillette luxée qui a succombé à la suite de la rougeole, est la seule de son espèce. L'autopsie nous a montré des surfaces articulaires en très bon état.

Si nous n'avons pas eu le bonheur de tomber sur des enfants pouvant confirmer la théorie de Breschet, dans plusieurs cas, par contre, nous n'avons trouvé dans l'étiologie de certaines de nos luxées d'autres causes que les traumatismes produits pendant la grossesse.

Obs. XXVII. — R..., Marguerite, 4 ans. Luxat. droite. La mère a porté, pendant tout le temps de sa grossesse, des corps pesants qu'elle appuyait sur la hanche droite.

Obs. XXVI. — G..., Denise, 2 ans et demi. Luxat. double. La mère est tombée deux fois sur le ventre pendant sa grossesse.

Obs. XXV. — L..., Louise, 7 ans. Luxat. gauche. La mère a fait une chute au 8e mois.

Obs. I. — S..., Jeanne, 8 ans. Luxat. double. La mère a fait quatre chutes pendant sa grossesse.

Hippocrate admettait déjà des coups, des chutes auxquels la mère avait été exposée pendant la grossesse ou encore des pressions exercées sur l'enfant renfermé dans l'utérus.

Jean-Louis Petit croyait qu'une violence extérieure pouvait déterminer ces luxations au moment de la naissance et Dupuytren complétait cette théorie en avançant que le fœtus, ayant les membres inférieurs fléchis dans l'utérus, la pression constante des têtes fémorales sur la partie postérieure et supérieure de la capsule l'affaiblissent en ce point et facilitent la luxation au moindre traumatisme.

Un peu plus tard Roser (8e Congrès de la Soc. allem. de chir., 1879) implique l'adduction anormale des cuisses du fœtus placé dans un espace restreint par une trop faible quantité de liquide amniotique.

En juin 1881, dans la *Gazette des Hôpitaux*, Pravaz rappelle que Cruveilhier défendait la théorie de la position vicieuse du fœtus. Il cite une observation où les jambes étaient étendues et arc-boutées contre la mâchoire et l'enfant est venu au monde avec une luxation. Il convient d'ajouter que le petit malade avait d'autres vices de conformation, ce qui ôte toute valeur à cette observation au point de vue de son intérêt pathogénique.

D'ailleurs, les théories précédentes sont faciles à réfuter. Rohmer nous dit de considérer combien la luxation congénitale est rare, comparée au nombre de fœtus qui ont tous les cuisses fléchies pendant leur séjour dans la cavité utérine, et si cette cause pouvait être invoquée, l'autopsie révélerait tout au moins certaines lésions du côté de la cavité cotyloïde.

Valette, dans le *Dict. de médecine et de chirurgie*, ajoute que pendant l'accouchement, les violences exercées sur le fœtus produiraient des fractures et non des luxations, ces luxations de plus sont souvent doubles, et en supposant qu'elles soient traumatiques, elles présenteraient des caractères anatomiques faciles à reconnaître.

Les lésions primitives du système nerveux ont été à leur tour invoquées dans la pathogénie des luxations. Chaussier admettait la possibilité de la production d'un déplacement à la suite de la contraction spasmodique des muscles, et il cite l'observation d'une enfant atteinte de luxation double, dont la mère avait senti celle-ci comme agitée par de violentes convulsions, à une certaine époque de la grossesse.

Delpech invoque un écart de la puissance plastique, qui, sous l'influence d'une affection primitive du système nerveux cérébro-spinal, a donné moins de développement au système vasculaire chargé d'apporter les éléments nutritifs aux parties déformées, mais le plus souvent on ne peut découvrir aucun indice d'affection nerveuse antécédente.

J. Guérin considère la contraction musculaire comme la cause efficiente de la plupart des difformités du corps humain ; mais alors, comme le dit Pravaz, dans la *Gazette des Hôpitaux,* la luxation congénitale se rencontrerait en même temps que le pied bot et il ajoute qu'il n'existe pas de faits de sujets atteints des deux à la naissance. De plus, dans l'hypothèse de Guérin, il y aurait des symptômes particuliers qui pourraient mettre sur la voie du diagnostic à la naissance et le plus souvent on ne s'aperçoit de la luxation qu'au moment de la première marche.

Nous avons interrogé toutes nos mères à ce point de vue, et de ce côté l'investigation est relativement facile. Aucune n'a pu nous donner de renseignements valables sur des soubresauts du fœtus, plus intenses qu'à l'ordinaire.

Les trois théories que nous venons de rapporter ne peuvent donc expliquer qu'un nombre infiniment restreint de cas. Il nous reste deux opinions à étudier : celle qui défend les affections articulaires intra-utérines, et celle qui invoque la paralysie musculaire.

Déjà Galien avait tenté d'expliquer la production des luxations congénitales par une affection articulaire intra-utérine. Simple hypothèse, car les autopsies sont rares, souvent n'ont donné aucun résultat précis, ou ont été pratiquées à un âge avancé où des désordres sont fréquents, mais ne sauraient être attribués à la lésion congénitale elle-même plutôt qu'à l'évolution de la pseudarthrose.

Après lui, Ambroise Paré reprend l'hypothèse.

Plus tard, Richard, de Nancy, impute une affection inflammatoire de voisinage qui pourrait arrêter le développement de l'articulation.

Parise, de Lille, invoque une hydarthrose intra-utérine et Rohmer se range à cette opinion. Mais comme cet épanchement est tout au moins très rarement rencontré dans la luxation à la naissance, il fallait expliquer sa disparition. Parise l'attribue à la force assimilatrice et à la rapidité des révolutions nutritives pendant la vie fœtale ; Pravaz, aux changements survenus dans la circulation après l'établissement de la respiration.

En somme, pour cette école, et dans le cas particulier, dans la variété des luxations qui nous intéresse en ce moment, la coxalgie intra-utérine est l'unique cause, coxalgie moins grave que celle des enfants ou des adultes, ne suppurant jamais (de même que les suppurations sont rares chez les enfants de 1 ou 2 ans) et c'est à cette forme particulière qu'on doit de ne rien trouver à l'autopsie des articulations luxées.

La dernière catégorie des luxations comprend celles qui sont consécutives à la paralysie ou mieux à l'atrophie musculaire. Déjà en 1866, Bouvier et Broca firent la classification acceptée alors de luxation congénitale agissant à la naissance et celles qui apparaissent plus tard.

Sedillot avait aussi trouvé les muscles atrophiés et si ces phénomènes existent à la naissance, on comprend la disposition à la luxation dans une jointure dont les surfaces ne sont pas encore déplacées. Les désordres se produisent donc successivement.

Le professeur Verneuil dans de nombreux travaux et M. Reclus dans la *Revue de médecine et de chirurgie* 1878, distinguent les luxations paralytiques des autres. M. Verneuil montre que si les atrophies musculaires de la paralysie infantile n'expliquent pas tous les cas de luxations dites congénitales, s'il existe bien réellement des cas de luxations qui remontent à la naissance, il est probable cependant que la plupart se reconnaissent par d'autres causes : ils sont bien dus à l'atrophie des muscles de la hanche.

Ces luxations succèdent donc aux amyotrophies et pourraient comme les affections qui les provoquent survenir à tous les âges, bien qu'elles n'aient guère été observées que dans l'enfance.

A la hanche, la luxation iliaque est la plus fréquente. Elle est due à la traction des muscles adducteurs que l'atrophie des fessiers et des pelvi-trochantériens laisse sans contre-poids. Il n'est point nécessaire d'invoquer avec Bertin et Broca, l'influence que la marche pourrait avoir. Chez un enfant la luxation s'est produite pendant qu'il gardait le lit.

Pour que la luxation se produise, deux conditions sont nécessaires : d'une part, l'atrophie d'un groupe musculaire, de l'autre l'intégrité de ses antagonistes. Si tous les muscles sont paralysés, il y aura bien un très grand relâchement, une mobilité exagérée de l'article, mais pas de luxation.

La paralysie infantile se déclare surtout de 6 mois à un an, à l'âge où l'enfant s'essaie à la marche. C'est aussi à cet âge qu'on est le plus souvent appelé à reconnaître l'existence de cette luxation. Les symptômes primitifs de la paralysie infantile sont quelquefois si légers, qu'elle peut passer inaperçue. On sait que cette paralysie affecte certains groupes. Charcot dit que les membres inférieurs sont amaigris dans la totalité ; mais l'atrophie est surtout marquée aux cuisses qui sont flasques et comme aplaties d'avant en arrière tandis que les mollets sont assez pleins encore et résistants.

M. le professeur Verneuil disait déjà à ce moment, et a repris cette théorie dans un récent article de la *Revue d'orthopédie*, que les luxations soi-disant congénitales n'ont d'autre origine qu'une paralysie partielle ou complète des muscles de la fesse et dont l'origine première, outre la myélite spinale des enfants, serait soit le rhumatisme aigu, soit la fièvre typhoïde.

Roser admet trois sortes de luxations coxo-fémorales

paralytiques : la paralysie infantile, l'ataxie locomotrice et la cyphose ou compression médullaire.

Dally admettait la paralysie comme l'étiologie unique à invoquer et il allègue les succès obtenus par la gymnastique musculaire et l'excitation électrique.

Pravaz et Rohmer pensent que les luxations paralytiques ont pu être prises dans certains cas pour des luxations congénitales, la paralysie infantile survenant quelquefois de très bonne heure. Mais ils conservent la distinction entre les deux variétés. Elles diffèrent par l'époque d'apparition et maints autres caractères. Dans les deux cas signalés par Reclus et dans 4 cas que Pravaz a observés lui-même, la luxation était unilatérale et atteignait le sexe masculin dans la proportion de 4 pour 2.

Citons enfin l'opinion de Lucke (*Berl. klin. Wochenschrift*, 9 nov. 1885), qui explique ainsi le nombre assez grand de luxations généralement unilatérales, chez des enfants qui auparavant couraient très bien. Elles ne sont ni congénitales, ni dues à une coxalgie ou une paralysie infantile. Habituellement les muscles fessiers sont atrophiés et ultérieurement seulement il se développait un certain degré d'atrophie des muscles de la jambe correspondante. L'atrophie des fessiers est la lésion primitive.

Dans toutes les théories que nous venons d'énumérer et que nous avons tirées des recueils et des publications classiques, nos observations nous permettent-elles de faire une sélection. Nous avons déjà essayé d'y trouver une confirmation aux idées émises par les maîtres : pouvons-nous aller plus loin ?

En somme, l'étiologie des luxations congénitales peut se résumer en peu de mots :

Elles surviennent surtout chez les filles ;

Elles sont héréditaires.

Cinq opinions ont été émises pour expliquer leur mécanisme :

L'arrêt de développement ;

Les lésions primitives du système nerveux ;

Les lésions traumatiques produites pendant la grossesse et l'accouchement ;

Les affections articulaires intra-utérines ;

La paralysie et l'atrophie musculaire.

En relatant en détail les faits relatifs aux luxations paralytiques, nous nous sommes un peu écarté du sujet, des limites que nous avions données au terme congénital, puisque souvent cette variété de luxation survient quelque temps après la marche. Toutefois, même chez nos petits enfants, nous avons fréquemment trouvé la confirmation de cette atrophie musculaire.

Nous rappelons avant tout notre observation XIV. Enfant de 20 mois, luxée, dont l'autopsie nous révèle une atrophie à peu près totale du grand fessier.

Obs. XVI. L'enfant n'a boité que quelque temps après avoir commencé à marcher.

Enfin plusieurs autres observations où l'atrophie des fessiers est évidente même chez les jeunes enfants.

Dans tous ces faits, l'influence occasionnelle de la lésion musculaire est indéniable. D'ailleurs, à ce point de vue spécial que nous ne signalons qu'en passant, pour le classer en dehors des luxations proprement dites, il conviendrait de faire une étude symptomatique plus approfondie. Nos observations, dont nous n'avons publié que la partie étiologique pour ne pas nous écarter du cadre que nous nous sommes tracé, étaient destinées à un travail plus complet, surtout au point de vue de l'intervention chirurgicale.

Laissant donc de côté le groupe des luxations paralytiques, nous allons envisager uniquement nos boiteux du premier âge. Or, en passant en revue nos observations, et particulièrement les quelques tableaux de famille que nous avons pu recueillir, nous sommes frappé d'une chose : c'est la fréquence considérable des stigmates de tuberculose, soit chez les enfants eux-mêmes, soit chez leurs parents ou leurs collatéraux.

Rappelons brièvement celles où la tare familiale est la plus évidente.

Obs. I. — Jeanne S... a eu un oncle probablement luxé et une tante boiteuse.

Obs. II. — Marie Alb... a eu une sœur atteinte de luxation ou de coxalgie, morte à 12 ans.

Obs. III. — Jeanne Ard... est maigre et chétive.

Obs. IV. — Lucie Coquil... présente de nombreuses cicatrices de strume. Elle a toujours eu une mauvaise santé.

Obs. VIII. — Charlotte Franç... est toujours au service des chroniques du pavillon Bilgrain.

Obs. XV. — Jeanne Priv..., malade depuis sa naissance. Entérite tuberculeuse.

Obs. XIX. — Marie Carr... Coxalgie de sa pseudarthrose.

Obs. XXVIII. — Marie Giv... Traces nombreuses de tub. locale.

Obs. XXIV. — Alphonsine a eu un oncle et une tante morts de la poitrine.

Obs. XXX. — Marie M..., a du côté de sa mère, — une cousine luxée, une tante morte de coxalgie, — sa bisaïeule est morte poitrinaire. — Elle-même est tuberculeuse.

Obs. XXXI. — Louise B... a perdu son père, mort jeune de la poitrine. — Elle-même est tuberculeuse.

Obs. XXXII. — Jeanne et Marie B... ont eu leur grand'mère luxée, et une grand'tante morte phtisique.

Obs. XXXIII. — Toute la famille du côté de la mère est tuberculeuse.

Obs. XXXIV. — Joséphine B... a son père et tous ses oncles phtisiques.

Obs. XXXV. — Tuberculose et luxation congénitale du côté maternel.

Obs. XXXVI. — Tuberculose du côté paternel. Un frère a de la tuberculose du genou.

Obs. XXXVII. — Une mère luxée, engendre une fille luxée et un fils atteint de coxalgie.

Le fait indéniable à tirer de cette courte revue est l'association fréquente de la tuberculose avec le vice de conformation articulaire. Avons-nous affaire à une coïncidence des deux affections, ou bien présentent-elles une parenté dont les lois nous sont encore inconnues ?

Si d'un autre côté, ayant admis qu'il peut exister des luxations vraiment congénitales, complètement différentes des luxations paralytiques, et que seule la théorie des affections articulaires intra-utérines peut expliquer, n'est-il pas permis de se demander, si les lésions du fœtus ne sont pas déjà une manifestation de la tuberculose héréditaire.

N'est-ce pas de cette façon indirecte que l'hérédité agit dans la procréation des luxés ?

Combien trouvons-nous de déformés semblables à ceux auxquels ils ont donné naissance, cinq ou six au plus dans nos observations, et encore faudrait-il savoir si le grand-père ou l'oncle qu'on nous dit avoir boité de tout temps n'était pas porteur d'une coxalgie. Nouveau stigmate dans le passé de l'enfant que nous examinons.

Il est vrai que les manifestations tuberculeuses sont si fréquentes, qu'il existe actuellement peu de familles qui ne soient entachées de cette tare. En poursuivant notre discussion nous arriverions rapidement à considérer tous les boiteux comme des tuberculeux.

Ce serait aller trop loin. D'ailleurs, nous n'émettons notre opinion qu'avec une grande réserve, ne nous sentant pas autorisé à conclure aussi rapidement un fait aussi capital. Si nous avons cru pouvoir prendre cette question comme sujet de notre thèse inaugurale, c'est, d'abord, parce que nous l'avons suivie, étudiée depuis longtemps, et que nous espérons, sinon avoir éclairé la science, du moins avoir ouvert une voie qui pourra peut-être aboutir à de bons résultats.

Actuellement, fort des théories pathogéniques de Galien, A. Paré, Richard de Nancy, Parise et Pravaz, nous sommes porté à croire, que dans beaucoup de cas les luxations franchement congénitales ne sont autre chose que des stigmates de la tuberculose. Sous leurs apparences de bonne santé, les enfants couvent silencieusement leur foyer d'infection. Nous n'avons pas eu le temps de voir nos malades grandir et se reproduire. Dans l'une de nos observations, une mère a transmis à son enfant la tare familiale. Il est vrai que notre grande jeune fille qui danse dans les salons sans que personne ne s'aperçoive de sa luxation, jouit d'une excellente santé.

Mais si au point de vue pathogénique nos observations ne sont pas d'un grand enseignement, peuvent-elles nous apprendre quelque chose au point de vue du pronostic et de la thérapeutique ?

Si nous considérons combien nos malades sont soit menacés par leurs antécédents, soit déjà atteints de manifestations tuberculeuses, nous croyons devoir prendre en sérieuse considération le pronostic vital proprement dit, et ttou au moins prendre en considération ces notions pour compléter la thérapeutique.

Ce dernier point, le plus intéressant, le seul chirurgical, nous ne pouvons l'aborder. Nous le répétons, c'est surtout dans ce but que nous avions recueilli nos observations et surtout que nous avons cherché dans les auteurs étrangers tout ce qui a paru à ce sujet. Le temps nous a manqué et nous laissons à d'autres le soin de reprendre cette question. Toutefois nous voulons insister sur deux points : l'utilité du traitement général et de la gymnastique raisonnée, comme la conseillait déjà Dally, et l'efficacité dans un certain nombre de cas des appareils contenteurs et protecteurs de la hanche. Nous aimons à croire que le traitement opératoire aura bientôt pris place dans la cure des luxations, mais actuellement encore nous aimons ce traitement rationnel dicté par la pathogénie même de la lésion.

RESUMÉ

En présence des nombreuses théories émises sur la pathogénie des luxations congénitales de la hanche, il convient de dire avec M. le professeur Duplay, qu'aucune théorie ne peut s'appliquer indistinctement à la totalité des faits et que chacune d'elles trouve sa justification dans un certain nombre de cas.

Sans vouloir donner de chiffres, ou établir des proportions, nous croyons pouvoir différencier deux grandes variétés de luxations :

Les luxations paralytiques ;

Les luxations congénitales proprement dites.

Les premières forment en quelque sorte une entité à part, parmi les luxations des enfants, bien que leurs symptômes soient identiques à ceux des secondes. Mais leur origine précise, leurs mode d'évolution leur assignent une place spéciale.

Les secondes sont plus obscures dans leur formation.

L'hérédité, en tant que transmission directe de la luxation de la mère à sa fille, constatée dans plusieurs cas, ne s'en trouve pas moins rarement. Par contre, l'association fréquente du vice de conformation et de la tuberculose, qu'on rencontre cette dernière chez les ascendants ou chez les malades eux-mêmes, permet de se demander si les deux affections ne présentent pas une parenté dont les lois nous sont encore inconnues. La théorie des affections articulaires intra-utérines serait en faveur de cette hypothèse.

En tous cas, si cette notion, encore peu fondée, n'apporte pas à la pathogénie de l'affection une grande lumière, elle peut néanmoins nous garder contre l'apparence de santé que présentent beaucoup de malades, et nous engager à ne pas oublier, quel que soit le procédé de traitement local, de s'adresser énergiquement à l'état général, si séduisant qu'il paraisse.

BIBLIOGRAPHIE

Adams (W.). — Remarks on congenital displacements or so called dislocation of hip joint. *Fr. path. Soc. Lond.* (1886-87), 1887, XXXVIII, 300-303, 7, 1. 7 pl.

Adams (W.). — On the successful treatment of cases of congenital displacement of the hip joint by complete recumbency with extension for two years. *Brit. M. J. Lond.*, 1890, 1, 406-411.

Adams. — On the treatment of congenital displacement the so-called congenital dislocation, of the hip joint by long-continuated recumbency and extension. *Brit. M.*, 1887 (866-868).

Adams (W.). — Observation of the so called congenital dislocation of the hip joint. *Brit. M. J. Lond.*, 1885, II, 859,862.

Agut (Alfred). — *De l'ostéotomie linéaire sous-trochantérienne dans l'ankylose de la hanche.* Paris, 1889, 49, p. 4, nº 291.

Angot. — *Luxations congénitales de la hanche.* Thèse, Paris, 1883.

Barker (A.-E.). — Congenital dislocation of hip. *Brit. med. J. Lond.*, 1882, I, 342. — Also. *Lancet.* London, 1882, I, 395.

Barswell. — On the treatment of congenital dislocation of the hip with two cases. *Brit. med.* London, 1887 (1150-1152).

Barthez. — *Des causes de claudication chez les enfants.* Thèse de Paris, 1880.

Bennett. — *Congenital dislocation of the hip.* Irland, Dublin, 1885 (293-296).

Bennett (E.-H.). — On congenital dislocation of the hip. Dublin. *J. med.* sc., 1885, 3e s., t. XXIX, 11, 17. — Also. *Brit. med. J.*, 1885, I, 233. — Also. *Lancet.* London, 1885, I, 315.

Bennett. — Cong. dislocat. of th. hip. *Dublin J. med. sc.*, 1885, 3e s. LXXIX, 246, 248. — Also. *Lancet.* London, 1885, I, 477.

Berend. — *Ufter Bericht ueber das gymnastisch orthopœd. Institut.* Berlin, 1863.

Bonnet de Lyon. — *Traité de thérapeutique des maladies articulaires.* Paris, 1853.

Bouvier. — *Leçons clin. sur les maladies chroniques de l'appareil locomoteur.* Paris, 1858.

Bouvier. — Lux. spontanée de la hanche. *Bull. Soc. chir.*, 1858, t. XIX.

Bouvier. — Rapport sur la curabilité des luxations congénitales de la femme. In *Gaz. des hôp.*, 1864, n° 56.

Bowlby. — Congenital dislocation of the hip. *Tr. path. Soc. Lond.* (1886-1887), 1887, XXXVIII, 295, 298.

Brodhurst. — On congenital dislocation of the femur. St-George Hospital Report, t. I, p. 517, 1866. *Brit. méd. Journ.*, 15 Feb. 1865.

Brown (Buckminster). — *Double congenital displacement of the hip. Description of a case with treatment resulting in cure.* Bost., 1885, Cupples, Upham and Co, 24 p., 4 pl., sm. 4°.

Buckminster-Brown. — Luxation double de la hanche prise pour une scoliose. In *Boston med. and surg. Journ.*, nov. 1877.

Buckminster Brown. — Lux. cong. double de la hanche. (Guérison.) *Boston med. and surg. Journal*, 4 juin 1885.

Carnochan (J. M.). — Congenital dislocation of th hip joint. *Tr. Internat. M. Conf. Work.*, 1887, I, 632-638.

Charcot. — Des amyotrophies. *Leçons sur les maladies du système nerveux*, t. I.

Clarke (H. E.). — On congenital dislocation of the hip. *Glascow M. J.*, 1890, XXX III, 102, 107.

Conradd (Alexander). — *Ueber luxation femoris congenitale.* Wurzb., 1885, Sturtz, 21 p. in-8°.

Coudray. — Deux cas de luxation congénitale de la hanche. *Progrès méd.* Paris, 1883 (1058).

Cruveilhier. — *Traité d'anatomie pathol.*, t. I, p. 515.

Dally. — Observ. sur l'étiologie et le traitement des luxations atrophiques. *Bull. thérap.*, 1873.

Debout (Em.). — Coup d'œil sur les vices de conformation produits par l'arrêt de développement des membres et sur les ressources mécaniques offertes par la prothèse pour rétablir leurs fonctions. In *Mém. Soc. de chir.*, 1814, p. 196.

Delacour. — Observat. de luxat. doubles du fémur et des os du tarse probablement postérieures à la naissance. In. *Rev. méd.-chir.*, Paris, 1855.

Depaul. — Luxation congénitale coxo-fémorale. *J. des Sages-femmes.* Paris, 1881, IX, 262.

Dubreuil. — De la thérapeutique des luxations congénitales de la hanche. *Gaz. hebd. de la Soc. méd. de Montpellier,* 1887, 40, 43, 49, 52.

Dubreuil. — De quelques complications des luxations congénitales de la hanche. *Gaz. hebd. de Montpellier*, 1884, p. 493.

Dubreuil (A.). — *Éléments d'orthopédie*. Paris, 1882. A. Delahaye et Lecrosnier, 232 p. in-8°.

Duchemin. — *L'électrisation localisée.*

Duplay. — *Traité de pathol. externe.*

Dupuytren. — Mémoire sur un déplacement original ou congénital de la tête du fémur, in *Leçons orales de clin. chirurg*. Paris, 1833.

Foole. — Malformation congénitale de l'articulation de la hanche. *Brit. med. Journ.*, 7 nov. 1880.

Freeland. — Congenital dislocation of the hip. *Indiana M.*, 1887.

Geier. — *Ueber ein Becker mit doppelseitiger congenitaler Hüftgelenksluxation.* Halle, 1885, Karras, 27 p. ipl. 4.

Grawitz (P.). — De la cause des luxations coxo-fémorales spontanées (Arrêt de développement spontané du cartilage en Y). In *Arch. de path. et phys.*, t. LXXIV, 1873.

Grünwald. — Deux cas de luxation congénitale de la hanche. In *Wiener med. Presse*, n° 50, 1882.

Guérin (J.). — *Recherches sur les luxations congénitales*, 1841.

Güke. — Ueber sogemate kongenitale Hüftgelenksluxation. *Tagebl. Versam. deutsch Strassbürg*, 1885, LVIII, 724-277.

Hamilton. — *Traité des fract. et luxat.*, 1884.

Hausner (Barnen). — Résection de la hanche dans les luxations congénitales. Congrès de Magdebourg en 1884. In *Semaine médicale*, n° 39, septembre 1884.

Hippocrate. — *Œuvres*, édit. Littré, t. IV, p. 239.

Humbert et **Jacquier**. — *Essai et observations sur la manière de réduire les luxations spontanées et symptomatiques de l'articulation iléo-fémorale, méthode applicable aux luxations congénitales et aux luxations antérieures par causes externes.*, Paris, 1835.

Karewski. — Opération de deux luxations spontanées de la hanche, survenues à la suite de la paralysie infantile. *Berlin. Klin. Wochenschrift*, p. 102, 4 f., 1888.

Karewsky. — Trait. de la luxation paralytique de la hanche. *Deutsche med. Wochenschr.*, p. 6, p. 108, 1889.

Kocher. — Triple luxation congénitale bilatérale des genoux, hanches, radius. *Corresp. Blatt. f. Schweizer Aerzte*, 13, 402, 1er juillet 1889.

Kraussold. — Ein einfacter Apparat zur Behandlung zur angeborenen Hüftverrenküng. In *Centreubl. Nor Chirur.*, n° 5, 1881.

Lampagnani. — Ancora sulla cura della lussazione congenita dell' anca. *Gior. d. r. Accad. di med. di Torino*, 1889, 3e s., XXXVII, 347, 352.

Lampugnani. — La decapitasione del femore nella lussazione congenita dell'anca, studio pratico di orthopedia chirurgica antissetica. *Giorn. r. Academ. del Torino*, 1885, XXXIII, 538, 551.

Langton. — Difformité congénitale du membre inférieur. In *Bright med. Journ.* March 1878.

Lewis Sayre. — Double luxation congénitale de la hanche. In *Phyladelphia med. Times.*

Linhardt. — Ueber Erschloffung., atonie der schnijen gewebe. In *Prager viertiljahrsschrift.* Bd X, 1859.

Lovett. — Étude expérimentale sur la fixation et la traction dans le trait. des affections de la hanche. *New-York med. Journ.*, 2 février 1889, p. 116.

Malgaigne. — *Traité des fract. et luxations*, t. II, p. 267.

Malgaigne. — Revue et obs. sur le diagn. différentiel des luxat. cong. et des luxations de la première enfance. *Revue méd.-chir.*, 1853.

Malgaigne. — *Leçons d'orthopédie*, 1862.

Margary (J.). — Traitement opératoire de la luxation congénitale de la hanche. *Congrès intern. d. sc. méd.*, 1884-1886.

Margary (F.). — Cura operativa della lussatione congenita dell' anca. *Arch. di ortop. Milano*, 1884, L, 381, 391, 2 pl. — Also. *Gaz. med. di Torino*, 1885, XXXXI, 193, 197.

Margary (J.). — Trait. opératoire de la luxation congénitale de la hanche. *Conf. internat. périod. d. sc. méd. c. r. sect. de chir.*, 1884. Copenh., 1885, VIII, 217, 221.

Margary-Motta. — Sulla cura orthopedica meccanica della lussazione dell' anca. *Gior. accad. di Med.* Torino, 1886, 3e s. XXXIV, 675-678.

Martin (E.). — Zur behandlung der angeborene Haft gelenksluxation und Zwar ganz besonden der einseitigen. *Deutsch. med. Woch. schr.* Leipzig, 1889, XV, 314.

Mollière. — Trait. de deux luxations congénitales de la hanche par le procédé de Margary. *Lyon méd.*, p. 299, 27 février 1887.

Monnier. — Luxation cong. du fémur. *Société anat.*, 5 février 1882.

Montay. — Des bassins rétrécis par double luxation iléo-fémorale congénitale. In *Lyon méd.*, 11 septembre 1882.

Morgan (J. H). — Congenital dislocation of hip. *Tr. path. Soc. Lond.*, (1886-87), 1887, XXXVI, 298.

Paletta (J. B.). — De claudication congenita. Lugduni Batavorum, 1787. Reproduit in *Chirurgica adversaria prima.* Milano, 1788.

Parisa. — *Arch. gén. méd.*, 1842, t. XIV, p. 428.

Parker. — Congenital dislocation of the hips. *Tr. clin.* Lond., 1882, XVI, 257.

Parow. — Beitrag zur Therapie der Huft gelenk luxationem. In *Behrend's journal Iahrg,* XIX, Hefts 3 et 4, 1863.

Parow. — Application de l'ostéotomie à l'orthopédie. *Comptes rendus de l'Acad. des sciences*, 1861-1862.

Peyrot. — Luxation probablement congénitale de la hanche. In *Bull. de la Soc. d'anatomie* de Paris, 1875.

Phlelps. — Trait. des affections coxo-fémorales basé sur l'anatomie pathologique. *New York. med. Journ.*, p. 477, 4 mai.

Poggi. — *Archivio di orthopedia*, 1890.

Poole. — Case of so-called congenital dislocation of booth hips. *Med. Times and Gaz.* London, 1880, II, 552.

Poole. — Cas des luxations congénitales des deux hanches chez une petite fille de 4 ans. In *London obstetr. Transactions*, p. 214, 1881.

Pooré (C. T.). — Congenital dislocation of the hip. *Med. News. Phil.*, 1882, XI, 23.

Porto (Manoel Ferreira). — Des luxations congénitales de la hanche envisagées au point de vue thérapeutique. Paris, 1887, 84, p. in-4°, n° 293.

Post (A.). — A case of congenital dislocation of the hip sucessfully treated. *Med. and surg. rep. City. hosp. Bost.*, 1889, 4e s. 162, 164.

Post. — Congenital dislocation of the hip. *Boston M. and S. J.*, 1883, CIX, 193.

Poulet et **Bousquet.** — *Pr. de path. ext.*

Powar (D' A.). — Congenital? displacement of the hip. *Tr. path. Soc.* London (1886-87), 1887, XXXVIII, 299.

Pravaz. — Considérations sur l'étiologie des luxations congénitales du fémur. *Mars. méd.*, 1881, XVIII, 577-584.

Pravaz. — Considérations sur l'étiologie des luxations congénitales du fémur. *Lyon méd.*, 1881, 449, 455.

Pravaz. — Humbert et Bouvier. *Bull. de l'Académie royale de médecine*, t. III, 1838-39, p. 408, 562, 759.

Pravaz (Ch. Q.). — *Traité théorique et pratique des luxations congénitales du fémur.* Paris, 1847, in-4°.

Pravaz. — Étiologie des luxations congénitales du fémur. *Gaz. Hôp.*, juin 1881.

Precchia. — La lussazione congenita del femore. *Arch. di ortop. Milan*, 1886, 387.

Reclus. — Des luxations paralytiques du fémur. In *Revue mensuelle de méd. et chir.* 1878, n° 3, p. 176.

Ridlon (J.). — Fixation and traction in the treatment of hip disease. *New-York m. J.*, 1890, II, 169, 172.

Ridlon (J.). — Notes on two cases of hip disease in which traction caused severe pain. *Med. chips St-Louis*, 1888-89, II, 283, 288.

Ridlon. — Report of a case of congenital dislocation at the hip. *New-York med. Record*, 16 novembre 1889.

Riedinger. — Ueber gelenkmissbildungen verhandl. *Deutsche Gesselch. f. chir.* Berl. 1889, XVIII, 76-80.

Robert. — *Malformations congénitales*. Th. Paris, 1851.

Rohmer. — *Dict. encycl. sc. méd.*, 4e sér., t. XII. Article Hanche.

Roser. — Du mécanisme de la production des luxations congénitales de la hanche. Congrès de chir. à Berlin, avril 1874. In *Berl. klin. Wochenschr.*

Ryan. — Double congenital dislocation of the hip joint. Cincin. *Lancet*. Clinic., 1889, n° 3, XII, 67.

Saint-Germain. — *Chirurgie orthopédique*, 1883.

Sands (H.-B). — Double congenital dislocation of the hip. *Illust. med. and s. New-York*, 1888, II, 158, 1 pl.

Sebileau (P.). — Subluxation iliaque droite chez un nouveau-né. *J. de méd. de Bordeaux*, 1882, 3, XII, 430.

Sedillot. — *Journal des connaiss. médico-chirurg.*, février 1836.

Sehattock (S. G.). — Bilateral dislocation of the hip joints, probably congenital. *Tr. path. Soc. Lond.* (1886-1887), 1887, XXXVIII, 299.

Shephert (F.-J.). — Notes sur la dissection d'un cas de dislocation congénitale de la tête du fémur. In *Journ. anat. et phys.*, t. XIV, avril 1880, p. 363.

Simon. — Des causes de claudication chez les enfants. *Gaz. Hôp.*, V, 137 et 138, 1879.

Sironi (D.). — Décapitatione di ambo i femori (operatione Margary) per doppia lussazione congenital dell'anca. *Boll. a. Poliambul. di Milano*, 1888, I, 50, 54.

Stimson. — Five cases of dislocation of the hip. *New-York. med Journ.*, 1889, I, 118, 121.

Teufel. — Ueber einen fall von multiplin missbildungen und die operative behandlung der congenitalen huftluxation (Extr. from his diss. inaug. Strasb., 1888). *Deutsche Zeitschrift f. chir.* Leipzig, 1888-1889, XXIX, 340-356.

Valette. — Hanche, in *Dict. Jaccoud*, 1873.

Vance (Ap. M.). — Two cases of congenital dislocation of the hip. *Louisville med. News*, 1882, XIII, 234.

Verneuil. — Sur les luxations prétendues congénitales de la hanche. *Rev. d'orthop.*, 1890, 23-35.

Verneuil. — *Union méd.*, 1866. *Gaz. hebd.*, 1866. *Gaz. hôp.* 1866.

Verneuil. — *Soc. chir.*, 1883.

Vincent. — Résection de la hanche dans les luxations congénitales. 2e *conf. franç. de chir.*

Vrolik. — *Essai sur les effets produits par les luxations du fémur.* Amsterdam, 1839.

Wharton. — Congenital dislocation of the hipjoint. *Medic. reports.* Philadelphie, 1886, 513.

Wildberger. — *Spontane luxationen in huftgelenke*. Leipzig, 1863.

Zahn. — Angeborem luxation der huftgelenks. *Canstatt's Jahresb.*, 1858, t. II, p. 48.

IMPRIMERIE LEMALE ET Cie, HAVRE

www.ingramcontent.com/pod-product-compliance
Ingram Content Group UK Ltd.
Pitfield, Milton Keynes, MK11 3LW, UK
UKHW021134230726
13926UKWH00002B/791

9 782014 062502